$T_d \, ^{57}/_{130}$

'22

Rapport

SUR LE

Choléra - Morbus,

ADRESSÉ

A M. le Colonel Baron de L'Etang

PAR M. CHENU,

Docteur en médecine, chirurgien Aide-major au 12ᵉ Régiment de chasseurs.

PERPIGNAN.

IMPRIMERIE DE JEAN-BAPTISTE ALZINE.

1835.

Mon Colonel,

La terreur qu'inspire le choléra, la consternation qui l'accompagne, la rapidité avec laquelle il se développe, et surtout les soins empressés que réclament ses victimes, ne me permettraient pas, s'il nous envahissait, de vous adresser un rapport qui n'est que l'exposé sommaire de mes observations et le résultat des leçons de mes maîtres; aussi dois-je, dès à présent, remplir ce devoir.

Je ne chercherai pas à vous prouver que c'est sans crainte que nous pouvons attendre l'épidémie, puisque personne de nous n'éprouve ce sentiment, et je ne vous adresserais pas ce rapport si je ne connaissais votre sollicitude pour le régiment que vous commandez, et pour tout ce qui vous entoure.

De nombreux mémoires ont été publiés sur le choléra depuis 1830, par des hommes du plus haut mérite; chacun a senti le besoin de rassurer ses parens, ses amis, ses concitoyens, aussi vous offrirai-je ce travail bien peu important, moins pour son mérite, que pour imiter un si heureux exemple, et parce qu'en présence d'un fléau si épouvantable, il est nécessaire de résumer ce qu'on a vu, ce que l'on sait.

I

J'ai eu le triste avantage de pouvoir observer le choléra à
Paris, à Metz et à Bourbonne-les-Bains : partout il s'est présenté le même ; partout, capricieux dans son choix et dans
sa marche, il a laissé de nombreuses victimes. Les journaux
ont assez parlé des scènes déplorables qui ont suivi son invasion, je ne les rapellerai donc point à votre mémoire ; cependant je dois dire que, par une fatalité étrange, le peuple,
avec ses préjugés, a souvent cru voir dans les premiers cholériques des victimes d'un empoisonnement ; cette idée a dû
amener des désordres, qui se renouvellent encore en ce moment à Toulon.

Toutes les classes de la société ont été indistinctement atteintes par l'épidémie, mais d'une manière bien inégale,
car la classe pauvre a eu à supporter presque tout le poids
de sa fureur. Il est facile d'expliquer ce choix peu extraordinaire dans toutes les épidémies ; une vie sobre et régulière,
un travail suffisant pour occuper l'esprit et ne pas fatiguer
le corps, des soins hygiéniques bien entendus, une alimentation convenable étant les plus sûrs moyens de se préserver
du choléra, la classe pauvre, soumise à des privations de
tout genre, n'observant aucune des règles hygiéniques, devait être partout la proie du fléau. Les colléges, les écoles
militaires, les maisons religieuses, l'armée même sont des
exemples frappans de ce que j'avance.

Ainsi, mon colonel, on peut croire que l'épidémie ferait
peu de ravages parmi nous, dans le cas où elle envahirait
Carcassonne ou Perpignan. Il faut avoir une confiance aveu-
gle dans les soins qui seraient prodigués immédiatement aux
malades, et la certitude qu'on ne doit plus craindre le choléra comme autrefois, car il est évident qu'il se montre
moins terrible, plus lent à frapper, et que par là il laisse
beaucoup plus de chances de succès.

Je vais, mon colonel, vous retracer en peu de mots l'his-
toire du choléra depuis son invasion, les symptômes qu'il

présente, la marche irrégulière qu'il suit, l'opinion de nos grands maîtres sur sa nature, ses causes, son siége, les traitemens qu'on a dû conseiller et employer, ceux qui ont paru réussir, le résultat des autopsies cadavériques, et les moyens préservatifs auxquels on peut ajouter foi. Parmi ces derniers on a placé d'abord la fuite d'un lieu infecté par le choléra, pour aller chercher un air plus pur, et cela se conçoit facilement; cependant il est assez prouvé que ces émigrations n'ont pas eu le résultat qu'on en attendait, car on a remarqué qu'un grand nombre de personnes quittant Paris, ont été mourir en province, et souvent dans un village loin des secours qu'on aurait pu leur prodiguer; et il est un fait certain, c'est qu'il est plus facile de résister à l'influence cholérique quand on y a déjà été soumis quelque tems, parce qu'on s'y habitue. Enfin, il est évident pour tous que l'influence épidémique, d'abord impitoyable, diminue insensiblement, comme si elle s'était épuisée, et va recommencer plus loin ses ravages. Sa marche est tellement capricieuse que rien ne peut faire connaître les lieux qu'elle ira désoler, et ce sera peut-être celui qu'on aura choisi comme un asile assuré.

J'ai consulté le plus grand nombre des ouvrages et des journaux qui ont été publiés sur le choléra; cependant, mon colonel, je ne vous présente encore qu'un rapport fort imparfait : c'est le travail de huit jours.

INVASION ET MARCHE GÉOGRAPHIQUE
DU CHOLÉRA.

Le Choléra, connu dès la plus haute antiquité, n'a autant occupé les esprits que par la crainte qu'il inspire depuis son invasion en Europe, et la juste terreur dont il l'a frappée.

A diverses époques, plusieurs contrées d'Europe et d'Asie ont été en butte à ses caprices. Ici, sporadique; là, endémique; c'est la forme épidémique qu'il a voulu choisir pour exercer ses plus affreux ravages. Toutes les fois qu'on l'avait observé précédemment, il s'était développé sous l'influence de causes individuelles, idiosyncratiques; je l'ai vu produit par un simple écart de régime, un an avant son invasion épidémique en France.

Aussi, de tout tems, le choléra passait pour exister en Europe à l'état sporadique, tandis qu'aux Indes orientales on l'avait aussi observé à cet état et à l'état endémique : ce n'est que depuis 1817, qu'il s'y est montré comme un fléau dévastateur, et il a bientôt pris le nom de choléra asiatique.

Jessore, ville peu éloignée de Calcutta (côte de Coromandel) a été le premier théâtre de ses ravages. Le 19 août 1817, un Indou mourut et l'on crut qu'il avait été empoisonné, parce qu'il devait paraître comme témoin dans un procès criminel. (Rapport lu à l'*Académie royale de Médecine*, juillet 1831.) Le lendemain on apprit qu'il était mort dans différens quartiers dix-sept autres personnes présentant à-peu-près les mêmes symptômes; bientôt l'on ne put plus compter les morts et l'épidémie s'étendit considérablement. Plusieurs années s'écoulèrent avant qu'il quittât son foyer primitif: Madras, Pondichéry, l'île de Ceylan, en un mot toute la côte de Coromandel fut désolée. Le 11 août 1820 il éclata à Bombay, y fit de nombreuses victimes, et cessa cependant ses ravages pour y reparaître l'année suivante, traverser le golfe du Bengale, s'étendre à la presqu'île de Malacca et à une grande partie des îles de la mer de Chine.

Jusqu'en 1823, le choléra avait décimé tout l'Indoustan, la Perse, l'Asie mineure, avait enlevé trente mille habitans à Bagdad, s'était montré aussi furieux à Alep et à Antioche où il s'arrêta, pour changer de direction et marcher vers le nord-est, signaler son passage à Tauris, à Lenkoran sur les côtes de la mer Caspienne et gagner Tiflis et Astrakan; revenant alors sur ses pas, de 1824 à 1827 il recommença ses dévastations dans les pays qu'il avait déjà désolés, pour reprendre sa première direction.

Jusque là il paraissait vouloir s'arrêter aux portes de l'Europe; mais le 26 août 1829, il éclata à l'hôpital militaire de la ville d'Orenbourg, d'après le rapport du chirurgien russe Smirnorff, là il prit deux routes différentes au nord et à l'ouest. L'épidémie ne se déclara à Moscou qu'au mois d'octobre 1830 ; jusqu'à cette époque elle avait ravagé tout l'intérieur du vaste empire russe, les côtes de la mer Baltique, St.-Petersbourg ne fut pas épargné, enfin elle parut à Dantzick le 26 mai 1830.

Vers le sud, l'Ukraine, la Volhinie, la Moldavie souffrirent considérablement ; bientôt le fléau pénétra en Pologne et en Autriche. On se rappelle encore avec horreur la déplorable position de l'armée polonaise ayant à lutter contre l'oppression russe et l'épidémie qui la privait de ses braves. On sait que le choléra s'était déclaré dans l'armée polonaise à la suite du combat acharné d'Iganie le 10 avril 1831.

La Prusse envahie par Dantzick, l'est encore dans une direction opposée, et sa capitale offre bientôt un des principaux théâtres de la dévastation épidémique (août 1835). L'autriche, et Vienne particulièrement avaient déjà beaucoup souffert.

L'Allemagne, l'Angleterre, l'Irlande et l'Écosse sont bientôt atteintes ; enfin, en 1832, le choléra paraît en France. Dès le 22 mars de cette année on avait observé à Paris quelques cas isolés de choléra, et l'on avait gardé le silence pour éviter la terreur que devait produire une semblable nouvelle.

Le 25 mars, trois cholériques furent apportés à l'Hôtel-Dieu, et les jours suivans le nombre ne fit qu'augmenter ; bientôt tous les hôpitaux civils et militaires de la capitale reçurent un grand nombre de malades ; et Paris, dans la consternation, donnait à la France l'exemple du zèle et du dévouement des médecins et des administrations, et aussi de la charité la mieux entendue dans un moment si difficile.

Plusieurs départemens éloignés de la capitale furent envahis par le choléra, le midi de la France paraissait devoir être privilégié ; cependant rien n'a arrêté sa marche ; se jouant de toutes les combinaisons, des obstacles naturels, il a traversé les mers, franchi les montagnes, s'est particulièrement attaché au cours des fleuves et des rivières ; il a porté ses ravages en Afrique, désolé l'Espagne, et, en quelque sorte, arrêté par l'imposante masse des Pyrénées, on était porté à croire qu'il épargnerait les départemens que ces monts protègent ; mais fléau inexorable, il veut imprimer partout le cachet de la désolation.

DU CHOLÉRA ; SON SIÉGE.

L'opinion de M. Dupuytren sur la nature et le siége du choléra, était que le choléra-morbus épidémique ne diffère pas beaucoup du choléra sporadique, quant à son siége et quant à sa nature. C'est, suivant lui, une irritation secrétoire des vaisseaux exhalans du canal intestinal et des glandes de Brunner et de Peyer, accompagnée d'un appareil de symptômes sympathiques analogues à ceux qu'on observe dans toutes les dyssenteries, quand il y a des évacuations surabondantes et des douleurs très vives ; le cerveau, la moëlle épinière, les nerfs, les muscles, le cœur, les poumons sont sympathiquement affectés.

M. Larrey, dans un mémoire publié en 1831,

pense que le choléra, comme l'indique son nom, consiste dans une altération de la bile et de la portion séro-albumineuse du sang, que ces fluides viciés deviennent, par leur présence dans les intestins, la cause d'une inflammation qui amène tous les symptômes sympathiques qu'on remarque. (M. Larrey, pendant ses campagnes, a fréquemment eu l'occasion d'observer le choléra.)

M. Delpech, professeur de Montpellier, pense, avec M. Loder, de Moscou, que le siége du choléra est dans les parties centrales du nerf ganglionnaire. Il a constamment trouvé, disait-il, la partie inférieure du pneumo-gastrique, les ganglions sémi-lunaires et les plexus solaire et rénaux, volumineux, rouges et baignés de sérosité, et il explique la cyanose, le froid, la suppression des urines et la suspension de la circulation, par le défaut d'innervation.

M. Broussais veut que le choléra soit une gastro-entérite extrêmement violente et très étendue, dont le fait le plus terrible serait de paralyser l'action du cœur. Ce grand maître, pénétré des nombreuses sympathies qui lient les organes digestifs aux autres viscères, voit dans le choléra une inflammation du tube digestif se développant sous une influence particulière, qui la fait différer de la gastro-entérite ordinaire ; son traitement consiste à détruire l'inflammation du tube digestif par tous les moyens possibles. Il trouve à l'autopsie des cholériques tout le canal intestinal irrité, surtout lorsque le malade a succombé en peu d'heures.

Enfin, M. Double, au nom de l'académie royale de médecine, dit que le choléra, dans ses diverses périodes, dans ses divers dégrés d'intensité, est une maladie spéciale, complexe, formée par une altération profonde de l'innervation générale, unie à un mode particulier d'affection catarrhale de la muqueuse gastro-pulmonaire. L'un et l'autre de ces deux états pathologiques, ajoute M. Double, sont susceptibles de dominer au point de réclamer plus particulièrement l'attention clinique, suivant les complexions individuelles et les époques différentes de la maladie.

M. Alibert voit beaucoup d'analogie entre le choléra-morbus et la fièvre pernicieuse: ce médecin a employé les préparations de quinquina, ce traitement n'a pas eu de succès.

M. Boisseau pense avec M. Broussais que le choléra est une affection du tube digestif; mais il admet que chez certains individus, il peut être purement nerveux, le système nerveux ayant seul plus ou moins ressenti l'influence cholérique.

M. Biet, croyant que le choléra était un empoisonnement miasmatique, employa, assure-t-il avec succès, le charbon de bois en poudre à la dose d'un demi gros par heure.

Plusieurs médecins anglais ont pensé que le choléra présentait dans ses symptômes beaucoup d'analogie avec ceux de l'empoisonnement par l'acide hydro-cyanique ou la vapeur de charbon, et que c'était une espèce d'asphyxie.

M. Chamberet, chirurgien de l'armée, envoyé par ordre du gouvernement pour étudier le choléra en Pologne, dit que l'appareil digestif est le siége du choléra épidémique, que le système nerveux ganglionnaire est secondairement affecté et que la maladie s'étend bientôt à tous les viscères, ainsi qu'à l'appareil cérébro-spinal et musculaire.

M. Trachez, chirurgien major, envoyé aussi par ordre du gouvernement avec M. Chamberet, pense que la gastro-entérite qu'on remarque chez les cholériques est purement accidentelle ; il n'admet pas que la maladie soit une dyssenterie ; il trouve des symptômes nerveux bien caractérisés, et il ajoute, qu'après un long examen, il y reconnaît toute autre chose que ses sens ne peuvent saisir.

M. Scoutetten, aide-major, envoyé à Berlin par l'intendance sanitaire du département de la Moselle, déclare qu'il y a évidemment gastro-entérite chez les cholériques, mais que le système nerveux est plus fortement affecté, et il dit que ce ne peut être le nerf sympathique seulement, mais plus probablement la moëlle épinière. Il base son assertion sur le rôle que jouent ces deux parties du système nerveux à l'état normal, et il se résume en disant que la cause inconnue du choléra modifie profondément le système nerveux, particulièrement la moëlle épinière et détermine coïncidemment une inflammation souvent violente de la membrane muqueuse du tube digestif.

Que conclure de toutes ces opinions divergentes :

c'est que le siége du choléra n'est pas encore parfaitement connu. Cependant, l'expérience et l'observation démontrent que les formes capricieuses sous lesquelles se présente l'épidémie cholérique sont nombreuses, qu'elles exigent un traitement qui doit varier suivant l'âge, le sexe, les constitutions particulières, les périodes et la complication de la maladie. On ne peut donc exclure aucune méthode de traitement; toutes sont précieuses lorsqu'on parvient à les employer à propos, de même qu'il est impossible de rien prescrire d'absolu, l'à-propos constituant en grande partie la science du médecin.

CAUSES DU CHOLÉRA; SA NATURE.

On a beaucoup recherché qu'elles pouvaient être les causes spécifiques du choléra, mais en vain, car toutes ces recherches n'ont produit que des hypothèses, et c'est encore pour nous un mystère. On a supposé que des mouches, des animalcules, des êtres microscopiques pouvaient transmettre le choléra. Plusieurs médecins ont été portés à croire qu'il s'était manifesté sous l'influence de désordres dans l'atmosphère, de *mouvemens fébriles du globe*, comme on supposa autrefois que des influences sidérales avaient amené la peste.

Il y a donc pour la production du choléra-morbus épidémique, des conditions qui échappent à nos moyens d'investigation; il y a probablement une altération spéciale de l'atmosphère, un je ne sais quoi dont l'influence est augmentée par le froid humide et les chaleurs excessives.

Si l'on ignore les causes spéciales du choléra, on connaît un peu mieux celles qui y prédisposent généralement. Ce sont, la fatigue, une mauvaise alimentation, les travaux trop prolongés de l'esprit, les affections morales tristes, la peur, les relations sexuelles trop fréquentes, la présence de vers dans les intestins, les affections abdominales chroniques, l'habitation dans des lieux bas, humides, obscurs, trop petits, mal aérés, l'encombrement des habitations, la saleté qu'entraîne la présence des animaux domestiques dans les maisons, et la saleté des vêtemens portés depuis long-tems.

On a remarqué que le plus souvent la maladie débutait dans la classe pauvre et ne se jetait sur la classe aisée qu'après avoir décimé la première.

Les causes occasionnelles du choléra, sont celles de toutes les autres maladies, mais particulièrement les écarts de régime, l'abus des boissons alcooliques, l'action de l'air froid et humide, les transitions brusques d'une température chaude à une température froide, et réciproquement, l'usage immodéré des fruits, même lorsqu'ils sont mûrs, celui des viandes ou du poisson salés, l'abus de l'eau lorsqu'on a chaud, et les assaisonnemens trop épicés.

La vieillesse paraît avoir souffert plus que l'âge adulte, et généralement plus les femmes que les hommes, comme on pourra le voir par le tableau suivant, indiquant la proportion des malades et des morts, suivant l'âge et le sexe, et extrait du *Journal de Médecine*, tom. III.

| | ENTRÉES. | | SORTIES. | | | |
| | | | GUÉRISONS. | | MORTS. | |
	hommes.	femmes.	hommes.	femmes.	hommes.	femmes
De 1 à 10 ans	»	1	»	»	»	1
11 20	3	11	2	11	1	»
21 30	11	13	10	12	t	1
31 40	6	9	5	7	1	2
41 50	2	4	»	1	2	3
51 60	4	6	3	2	1	4
61 70	3	2	»	»	3	2
71 80	»	3	»	2	»	1
	29	49	20	35	9	14
	78		55		23	

Les professions qui ont fourni le plus de malades sont celles qui s'exercent dans les lieux bas et humides. Les tisserands, les manœuvres, les bateliers, les cuisiniers, ont fourni beaucoup de victimes. L'armée a très peu souffert, et l'on a remarqué que les gardes malades, les fossoyeurs, les infirmiers n'avaient pas été traités par l'épidémie en raison de leurs fatigues, et que parmi ceux qui avaient été atteints, très peu avaient succombé, et cela à cause de la promptitude des secours qu'ils recevaient.

DU CHOLÉRA.

Après avoir exposé l'opinion des médecins distingués qui se sont occupés du choléra, je dois le décrire tel que je l'ai vu, sans préventions et surtout sans que l'autorité d'un grand nom m'ait fait adopter une opinion.

Je considère le choléra comme une affection simultanée du tube digestif et du système nerveux; c'est une gastro-entérite dont la marche est voilée par l'intensité des accidens nerveux et qui ne se manifeste évidemment qu'après un certain tems, soit par la cessation d'une partie des accidens nerveux, soit parce que l'inflammation du tube digestif l'emporte sur l'affection nerveuse : c'est donc une gastro-entérite latente qui existe en même tems que l'altération nerveuse.

Les investigations cadavériques ont toutes démontré des désordres plus ou moins profonds dans la longueur du canal intestinal ainsi que des traces inflammatoires moins évidentes, mais aussi certaines du système nerveux ganglionnaire et cérébro-spinal.

Je croirai avoir suffisamment prouvé cette opinion, si, examinant tous les symptômes cholériques, je parviens à démontrer qu'ils ressortent tous sympathiquement des deux affections gastro-intestinale et nerveuse, et que s'ils se présentent si brusquement, cela tient à la nature inconnue du fléau qui nous occupe.

Les premiers symptômes cholériques sont la diarrhée accompagnée d'un trouble général et d'une douleur plus ou moins vive correspondant à l'espace qui sépare les 9e et 10e côtes d'un côté de celles de l'autre : voilà manifestement d'une part une affection du tube digestif, de l'autre une douleur qu'on peut rapporter au nerf ganglionnaire. Si l'affection intestinale est moins évidente, le système nerveux est plus malade et réciproquement : c'est un fait trop fréquemment observé pour qu'il soit nécessaire de donner des développemens; cependant les explorations cadavériques n'ont pas eu le résultat qu'on devait attendre.

La diarrhée est le résultat évident de l'inflammation du tube digestif.

La circulation du sang qui se trouve sous la dépendance immédiate du nerf sympathique est suspendue de la périphérie du corps au centre; ce symptôme ne s'observe pas seulement dans le choléra, mais bien toutes les fois que le système nerveux ganglionnaire est affecté; l'altération dans la couleur et la fluidité du sang vient du défaut d'innervation du foie qui cesse de contribuer à l'hématose, à la sécrétion de la bile, comme les reins cessent de travailler à celle de l'urine; et si l'on ne peut expliquer pourquoi le sang prend la consistance d'une gelée, on peut du moins supposer que cela tient au dérangement de la respiration; l'abaissement de la température des extrémités, la cyanose plus ou moins prononcée qu'on observe sont la conséquence nécessaire de la suspension de la circulation.

Les vomissemens sont les résultats des contractions désordonnées de l'estomac, l'altération de la voix, celle de la respiration ; les crampes sont aussi la conséquence nécessaire de l'affection des plexus nerveux qui leur donnent la vie ; en un mot, on peut dire que toutes les fonctions qui sont suspendues ne le sont que par le défaut d'innervation du système nerveux ganglionnaire qui les mettait en jeu.

Je vais développer les motifs qui m'ont persuadé en les comparant aux symptômes qu'on remarque dans les diverses périodes, dans les divers degrés d'intensité du fléau qui nous occupe.

J'établirai d'abord mes divisions pour procéder avec ordre et éviter les répétitions.

J'admettrai deux espèces principales de formes que peut prendre le choléra, sans parler d'un grand nombre de nuances individuelles.

La première forme, la plus terrible est caractérisée par la gravité des symptômes nerveux, c'est le choléra bleu, aigu, asphyxique, se déclarant presque subitement par des crampes douloureuses, des évacuations alvines abondantes, à terminaison presque toujours fâcheuse.

La seconde forme, choléra adynamique, plus lent dans sa marche que le choléra asphyxique, est, le plus souvent, annoncé par une série de symptômes précurseurs, et présente, assez régulièrement, les périodes successives d'invasion, de froid et de réaction, et est ordinairement moins grave que le précédent.

Quant à sa marche, le choléra présente quatre divisions ou périodes qui ne se montrent pas toujours régulièreme nt:

1º Prodromes;

2º Invasion;

3º Période algide;

4º Réaction.

On pourrait peut-être y ajouter avec raison la convalescence; car ce tems de la maladie appartient encore tellement au choléra, que cette affection reparaît sous la moindre influence, et avec autant d'intensité.

Partout où le choléra a exercé ses ravages, il a été précédé, chez un assez grand nombre de personnes, par des dérangemens plus ou moins graves dans les fonctions digestives; c'est là une observation générale; on s'est plaint d'abattement, de sueurs, de céphalalgie, de diarrhée, quelquefois de nausées, mais ces accidens ne résistaient pas à une diète de quelques jours. Pendant la durée de l'épidémie, ces accidens se sont reproduits, et certainement sous son influence, chez presque toutes les personnes épargnées par le choléra. J'ai vu beaucoup d'individus éprouver pendant quinze ou vingt jours des douleurs précordiales, abdominales, des sueurs continuelles et abondantes, de la diarrhée et même des crampes; c'est ce qu'on appelait la cholérine. La diète, des boissons théiformes, des lavemens d'eau de riz, d'eau d'amidon, quelques sangsues à l'anus, et un repos de quelques jours suffisaient pour arrêter ces indispositions; mais dans aucun cas il ne faut les négliger, car on ne peut prévoir leur terminaison, presque tous les

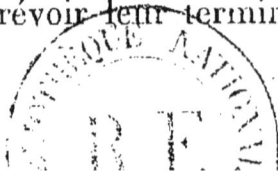

cholériques déclarant que depuis huit ou dix jours ils avaient eu du dévoiement, des sueurs spontanées, des défaillances, et que bientôt ils avaient éprouvé des douleurs intestinales, des vomissemens, et que le froid des extrémités n'avait pas tardé à paraître.

Il faut donc, aussitôt qu'on éprouve quelque trouble dans ses fonctions, se mettre à la diète, se borner à prendre quelques bouillons, se couvrir le ventre d'une flanelle, combattre la diarrhée par des lavemens d'eau de riz, y ajouter un peu d'amidon si elle persiste, boire le soir, au moment de se mettre au lit, une légère infusion de fleurs de camomille, d'oranger; ne pas négliger de prendre quelques bains tièdes, éviter les transitions du chaud au froid, et appeler son médecin, qui donnera les conseils convenables, et préviendra chez le malade l'invasion du choléra, auquel cet état disposait peut-être.

Prodromes. Les signes précurseurs du choléra sont généralement, l'accablement, des lassitudes dans les membres, la diarrhée avec ou sans douleur, un sentiment de chaleur vers l'ombilic, l'amertume, l'empâtement de la bouche, des éructations acides, des nausées, des borborygmes, des défaillances, la sécheresse de la peau, l'agitation, du spasme, souvent le trouble des urines, quelquefois un sentiment de chaleur brûlante le long de la colonne vertébrale, des crampes; d'autrefois, c'est la constipation avec céphalalgie, des bourdonnemens d'oreilles, des éblouissemens, des tremblemens dans les membres, des vomissemens de matières verdâtres, une soif excessive.

Voilà les prodromes qu'il faut bien s'attacher à connaître, afin d'arrêter le développement du mal, car si ces premiers symptômes sont combattus à tems, le choléra ne se déclare le plus souvent pas, tandis que s'ils passent inaperçus, par insouciance ou par trop d'énergie, que le choléra se déclare réellement, les ressources de l'art seront bien chanceuses.

Période d'invasion. Cette période est, le plus souvent, si courte, qu'elle se confond avec les symptômes précurseurs dont elle n'est que l'exagération. La diarrhée augmente, les traits de la face commencent à s'altérer, ainsi que la voix, les crampes redoublent avec le sentiment de chaleur du tube digestif, la vue s'affaiblit; il survient souvent un point de côté, on éprouve un dégoût invincible pour les alimens; les évacuations par le haut et par le bas sont fréquentes, douloureuses; elles consistent dans l'éjection rapide d'un liquide comparé à de l'eau de riz chargée de flocons blanchâtres, on remarque une oppression considérable de la poitrine, les extrémités se refroidissent, les yeux s'entourent d'un cercle noir, la peau devient plombée, la circulation se ralentit, et la gêne de la respiration vient terminer tous les symptômes qui appartiennent à la première période.

2º *Période algide, asphyxique.* La gêne de la respiration augmente; les fonctions de la peau se suspendent, elle se ride vers les extrémités, conserve les plis qu'on peut y faire, devient plus ou moins violacée, se couvre quelquefois de plaques bleues, surtout au bras, à la poitrine, à l'abdomen; les vomissemens

2 *

et la diarrhée continuent; le liquide des évacuations
alvines est comme poussé avec le plus grand effort;
le froid se manifeste sur tout le corps, la langue se
glace, le nez s'effile, se refroidit, les pommettes deviennent saillantes, les yeux s'enfoncent et s'entourent d'un cercle violet plus prononcé; la sclérotique
devient terne, grisâtre, parcheminée; elle se dessè-
che; la cornée perd sa transparence, se plisse, s'affaisse
sur elle-même, les chambres de l'œil se désemplissent,
les paupières sont immobiles, la vue continue à s'affaiblir ainsi que l'ouïe; une soif impérieuse se déclare,
et il est facile de l'expliquer par le dépouillement de
la partie séreuse du sang auquel elle succède; la cir
culation du sang ralentie au dedans est suspendue au
dehors, le pouls, les battemens du cœur sont insen-
sibles. L'air qui sort des poumons est froid, il n'est
pas décomposé, et répand souvent une odeur gan-
gréneuse. Des crampes continuelles surviennent, souvent on remarque une roideur tétanique des muscles
des mâchoires, avec du spasme à la gorge, quelquefois alors un hoquet fatiguant se déclare; par fois les
malades se plaignent, jettent des cris affreux, mais
d'une voix cassée, sifflante, chevrotante, ils semblent
éprouver les plus grandes angoisses, les douleurs les
plus cruelles. Les urines ont cessé de couler; souvent
la prostration des forces est complète, le malade ou-
blie des choses qui se sont récemment passées, cependant la plupart conservent jusqu'au dernier moment leurs facultés intellectuelles. Quelquefois ils
arrachent les diverses pièces de pansement qui les

entourent, se débattent, sortent de leurs lits; l'altération des traits alors est telle que le malade a l'aspect d'un cadavre, et ne sera pas plus hideux après la mort; ce qui fit dire à M. Magendie que le choléra cadavérisait à l'instant même, et à M. Double que la vie, comme si elle ne pouvait plus suffire à toute l'économie et se défendre sur tous les points, abandonnait la périphérie du corps, se portait vers le centre, se repliait sur elle-même pour se concentrer à l'intérieur. Mais là encore elle se soutient à peine; souvent, lorsque le malade a succombé pendant cette période, il a présenté vers ses derniers momens la cessation de la diarrhée, des vomissemens et un calme trop souvent trompeur.

Il paraîtrait que pendant cette période, comme dans le tétanos et l'hydrophobie, les médicamens n'ont presque plus d'action, et cela à cause de l'inertie du système nerveux; on a administré sans résultat l'opium à haute dose; M. Dupuytren employait le sous-acétate de plomb, jusqu'à la dose de douze gouttes par heure, dans une livre d'eau.

La période algide présente, mais à des degrés différens, les mêmes symptômes chez presque tous les cholériques, tandis qu'il n'en est pas de même pour la période de réaction. Enfin il est très rare de voir tous ces symptômes réunis chez le même malade; la cyanose est observée dix ou douze fois sur cent cholériques.

Période de réaction. Cette période, caractérisée par le retour de la chaleur, se fait souvent désirer en vain.

Quand elle arrive, les battemens du cœur se font sentir, le pouls reparaît graduellement, la respiration reprend son activité, la peau se couvre de sueur, les yeux s'avancent dans les orbites, la figure reprend un peu de vie, et la voix un peu de force ; les accidens nerveux, les vomissemens et les selles diminuent, quelquefois les urines reparaissent de suite ; il peut arriver qu'elles se fassent long-tems attendre et que les vomissemens persistent pendant la réaction, mais ils deviennent le plus souvent bilieux, ainsi que les selles.

Le calme s'établit, et comme si ce n'était assez d'avoir lutté si cruellement contre la mort, de nouveaux symptômes apparaissent et dévoilent le plus souvent une congestion cérébrale, une gastro-entérite chronique, qui exigent les soins les plus minutieux. Si l'on parvient à combattre avec succès cette maladie, en quelque sorte consécutive, l'équilibre se rétablit dans la distribution des forces vitales, et le malade entre vers le quinzième jour en convalescence.

La période de réaction, caractérisée, comme je viens de le dire, par le retour de la chaleur, ne marche pas régulièrement, ni de la même manière chez tous les cholériques, et l'on a observé quatre formes principales, que peut revêtir la maladie avant d'arriver à la convalescence.

1º Réaction simple ;
2º Réaction incomplète ;
3º État typhoïde ;
4º État adynamique.

1° La réaction simple, franche, complète, est la plus heureuse et la plus rare de toutes; on la reconnaît facilement à sa marche. Le malade qui venait de présenter presque tous les signes de la mort reprend rapidement des forces, et toute l'attention doit alors se porter sur ce développement rapide de la circulation et des fonctions qui ont été trop long-tems suspendues pour qu'un rétablissement précipité des forces vitales soit en rapport avec la faiblesse des organes. Si l'on ne parvient à ralentir ce retour trop prompt, il survient une congestion cérébrale très souvent mortelle, une espèce d'apoplexie, qui se termine souvent par l'état typhoïde. On conçoit facilement que c'est par un traitement antiphlogistique bien dirigé et modéré suivant l'âge et les forces du malade qu'on parvient à faire cesser ces symptômes inflammatoires. C'est alors que l'alternative est cruelle et qu'il faut éviter de trop affaiblir ou de ne pas être assez hardi dans les moyens qu'on doit employer.

2° Le second état, celui de la réaction incomplète, présente quelquefois des intermittences de chaleur et de froid, des oscillations qui font craindre le retour à la période algide. Cette marche irrégulière indique presque toujours une atteinte profonde des organes, et la force avec laquelle l'influence épidémique agit encore sur le malade. Dans ce cas, la circulation, quoique rétablie, offre toujours l'altération du sang, qui conserve et sa consistance et sa viscosité; la peau est couverte d'une sueur froide et chargée d'une odeur désagréable. Cet état n'est pas rare, il est le plus fâcheux de tous et se termine presque toujours par la mort avant le huitième jour.

3° Quelle que soit la médication qu'on ait employée pour combattre les symptômes de la période algide, et quoiqu'on ait prétendu que c'était par l'abus des stimulans, on a fréquemment remarqué qu'à l'état inflammatoire succédait un état typhoïde, et que cet état pouvait commencer avec la réaction. Les symptômes que présente alors le malade sont : une céphalalgie profonde, une expression stupide de la face, la fixité des yeux, qui sont fortement injectés et brillans; la chaleur, très prononcée à la tête et à l'abdomen, est faible aux membres; la langue est sèche, rouge sur les bords, brune vers le centre, quelquefois fendillée; il y a insomnie, délire, le pouls est irrégulier, fréquent, mou; le sang présente encore les caractères qu'il avait dans la seconde période; les selles changent parfois de nature; la peau, surtout celle des extrémités, se couvre d'ecchymoses d'un bleu rougeâtre; on remarque parfois sur les dents, les gencives, les lèvres, un enduit fuligineux. Au délire succède un coma profond, et un hoquet mortel commence souvent l'agonie, qui n'est pas longue. Cet état typhoïde diffère du typhus ordinaire, et certainement les symptômes ne sont pas aussi évidens que dans le typhus des hôpitaux, des prisons. La langue est rarement charbonnée, et les dents ne sont pas toujours couvertes d'un enduit fuligineux. Comme je l'ai dit, la méthode stimulante employée pendant la période algide a été accusée de produire cet état typhoïde, mais c'est à tort; car il a été observé quelle que soit la médication qu'on ait employée. Une des causes puissantes sous l'influence desquelles il se développe, est sans contredit un oubli des prescriptions faites par le médecin, un écart de régime au commencement de la convalescence.

Quant au coma, l'on a prétendu que la médication narcotique en était la seule cause; évidemment il arrive sous l'influence de toutes les médications; d'ailleurs n'a-t-on pas vu que les médicamens les plus énergiques perdaient la plus grande partie de leur action pendant la période algide, et qu'on pouvait les employer impunément à hautes doses.

En définitive, il reste bien prouvé que si les premiers symptômes typhoïdes sont dissipés à tems, la marche de la maladie est plus lente; offre de la régularité, et des chances de succès.

4° État adynamique. Moins grave que la réaction incomplète, l'adynamie est caractérisée par une prostration complète, qui dépend certainement de l'appauvrissement du système sanguin, qui n'a pu se renouveler et se mettre en rapport avec les besoins des organes. Mais une circonstance heureuse que présente cet état, c'est la qualité du sang, qui a perdu ses caractères cholériques et repris sa couleur, sa limpidité et qui s'oxigène convenablement; il ne fait donc défaut que par la quantité. Il est facile de voir quel traitement on doit employer et il ne faut pas se laisser tromper par l'apparence d'une congestion sanguine vers le cerveau et faire éprouver au malade la moindre perte de sang. C'est alors que sont indiqués les excitans légers employés modérément.

Convalescence. Cette transition n'est jamais brusque, elle se fait souvent attendre long-tems pour passer à un état qui est loin encore de celui de santé. La convalescence est longue, difficile, exige les plus grands soins, les plus grands ménagemens ; le moindre écart de régime peut causer une maladie aussi redoutable que le choléra lui-même, peut faire reparaître les symptômes de la période algide. Ces rechutes sont terribles et les ressources de l'art presque nulles.

Il reste long-tems une faiblesse extrême qui paraît être l'exagération de celle des autres maladies : le sommeil est léger, interrompu par des rêvasseries fatigantes ; cela tient aux désordres profonds du système nerveux et du tube digestif. Il faut bien se garder de reprendre trop tôt des occupations qui pourraient fatiguer, avoir la plus grande réserve dans son régime alimentaire, faire usage de gélées de viande, observer rigoureusement toutes les règles hygièniques, éviter autant la constipation que la diarrhée. On fera bien de prendre quelques bains tièdes, de faire des promenades d'abord en voiture, ensuite à pied, de rechercher des distractions douces, et d'éviter toute émotion désagréable. On a remarqué que l'usage de l'eau de seltz produisait les plus heureux effets.

Marche, durée, terminaison, pronostic. La marche

du choléra est extraordinairement rapide; si la période algide se confond avec celle d'invasion, le pronostic est toujours fâcheux.

Quand la réaction peut avoir lieu, elle arrive habituellement du deuxième au troisième jour, quelquefois plutôt, et il est à remarquer qu'elle se fait d'autant plus attendre que les premiers soins ont été plus tardifs. Il arrive, comme je l'ai déjà dit, que le choléra ne débute pas par un trouble évident des organes digestifs, et que le système nerveux fournit les premiers symptômes de l'invasion : cet état fâcheux est presque toujours foudroyant. Si le malade doit succomber, le terme moyen de la durée du mal est de huit heures. Si la réaction se fait heureusement la convalescence peut commencer dès le huitième jour.

Pendant la maladie, l'abondance des évacuations n'est pas toujours en rapport avec la gravité du mal; les accidents nerveux sont beaucoup plus à redouter, ils amènent presque toujours l'insensibilité morale, et cet état est très fâcheux.

Il survient quelquefois une sueur visqueuse qu'il ne faut pas confondre avec la transpiration qui accompagne la réaction, on serait cruellement trompé. Enfin, on a remarqué que les malades qui cherchaient à se débarrasser de tout ce qu'ils avaient sur eux, dont les angoisses les portaient à vouloir sortir du lit ne tardaient pas à succomber.

En général, plus la marche du choléra est lente et plus il est facile de l'arrêter. Une observation importante est celle que firent plusieurs médecins sur la présence de la bile dans les selles; car quand cela existe, c'est presque toujours un signe heureux. On a aussi remarqué que chez les femmes l'apparition des règles pendant cette période était presque toujours suivie de la convalescence.

Le choléra se termine donc par le retour à la santé, par la mort ou par sa transformation en une affection qui rentre dans le domaine commun de la médecine.

Traitement. Si l'on a fait des hypothèses sur la nature et les causes du choléra, il ne reste rien à désirer sur le nombre de traitemens qu'on a proposés pour le combattre pendant ses diverses périodes, et il serait trop long et sans résultat de décrire toutes les méthodes qui ont été conseillées et employées. La bizarrerie de l'épidémie, sa nature inconnue, excusent en quelque sorte les erreurs commises en présence d'un mal aussi affreux qu'impitoyable.

Thomas Latta, médecin anglais, a proposé et employé l'injection d'eau saline dans les veines; on a aussi essayé en Angleterre et en Prusse la transfusion du sang.

M. Baudisson a préconisé l'urtication comme révulsif prompt et énergique; viennent après les frictions électriques de M. Lemolt; le galvanisme; l'électro-puncture; les frictions mercurielles de M. Jules Guérin; l'inspiration du chlorure de soude de M. Richard Desruez; celle du gaz oxigène; l'emploi à l'intérieur du charbon pulvérisé; les bains de vapeurs sulfureuses de M. Lecointe; les affusions

froides; la ligature circulaire des membres pour arrêter les crampes; l'emploi de la belladone pour combattre les accidens nerveux, celui de la digitale, de
l'extrait aqueux de racines de colombo, de l'huile de
cajeput, de l'huile d'olives, de l'acétate d'ammoniaque, du protochlorure de mercure, du sous-acétate
de plomb, de l'acide hydrocyanique, du sous-nitrate
de bismuth, du camphre, de l'éther, de l'ipéca_
cuanha, de l'arnica montana, de l'extrait de ratanhia,
de la valériane, du tartre stibié, de l'opium, du
musc, du sulfate d'alumine et de potasse, l'usage de
la pommade de Gondret, de celle d'Autenrieth, l'application de moxas.

Chaque praticien, en adoptant un traitement, a
eu à signaler des succès et des pertes; et quand on a
soigné quelques cholériques, on est convaincu qu'ils
présentent tant d'irrégularité, de nuances individuelles, qu'il devient impossible d'adopter une médication applicable à tous. La médecine symptomati-
que est la seule qui soit maintenant à employer. Il est
évident qu'on a dû chercher tous les moyens possibles pour arrêter un fléau qui mettait en défaut toutes les ressources de la médecine, mais que ces in-
décisions ne pouvaient pas durer. En effet, on a bientôt
reconnu l'inefficacité des spécifiques, et le traitement
le plus généralement suivi de succès est celui que
je vais chercher à indiquer suivant la période et l'intensité de la maladie.

Dès le début, prescrire la diète la plus sévère, de
la limonade mêlée à de l'eau de riz pour boisson, des

lavemens d'eau de riz légèrement laudanisée; une saignée générale s'il y a pléthore; si la diarrhée est douloureuse, que la région épigastrique soit sensible au toucher, une application de sangsues à l'anus et à l'épigastre a souvent arrêté la marche de la maladie; parfois on a employé le bain tiède avec succès; s'il y a des vomissemens, on administre la potion anti-émétique de Rivière. Si ces accidens persistent, on conseille des demi-lavemens amylacés, de larges cataplasmes de farine de graine de lin sur tout le ventre; si l'on s'aperçoit que la température diminue vers les extrémités, on enveloppera les membres du malade de flanelles chaudes, de sacs de son ou de sable chaud. Mais ici commencent, avec le froid, les symptômes de la période asphyxique, et l'on doit cesser le traitement qu'on avait d'abord employé, pour avoir recours à une médication stimulante, et chercher à rétablir la température et la circulation par l'emploi à l'intérieur, mais surtout à l'extérieur, de médicamens excitans. Ici, cependant, se présente une difficulté: si le malade a présenté pendant la première période plus de symptômes d'une altération du tube digestif que d'une affection nerveuse, on a toujours préféré l'emploi des excitans à l'extérieur; c'est alors que des frictions énergiques étaient suivies de succès; on fait envelopper le malade de couvertures de laine, de manière à pouvoir le frictionner sans le découvrir; on étend le long de la colonne vertébrale, plusieurs fois dans la journée, une flanelle imbibée du liniment suivant :

Essence de térébenthine.......... 4 onces.

Ammoniaque....................... 4 gros.

On couvre cette flanelle de compresses légèrement humides, et on y promène à plusieurs reprises un fer à repasser bien chaud : j'ai vu ce moyen arrêter des crampes très douloureuses et commencer la réaction. On fait en même tems des frictions sur le corps et sur les bras, avec un liniment ainsi composé :

Huile de camomille camphrée... 2 onces·

Laudanum de sydenham.......... 1 gros.

Ammoniaque .... 1 gros.

Dans ce cas, il faut éviter d'exciter la peau, au point de produire des eschares gangréneuses, qui deviendraient mortelles; et le seul stimulant léger qu'on permet à l'intérieur aux malades, consiste dans de petits morceaux de glace, qu'on leur fait sucer. Leur boisson sera toujonrs de l'eau de riz mêlée à de la limonade, du sirop de groseilles, de framboises.

Si au contraire les symptômes nerveux ont paru dominer, on peut administrer avantageusement le punch de M. Magendie.

Infusion de camomille............. 1 litre.

Citron................................ 1

Alcool................................ 4 onces.

Sucre................................. 4 onces.

On fait boire ce punch chaud tous les quarts d'heure, à la dose de deux onces.

Souvent la répugnance des malades pour les boissons chaudes est telle qu'il devient impossible de leur en faire prendre; la même boisson, froide, est en-

core convenable, mais dans tous les cas il ne faut
pas négliger les frictions. On fera bien d'envelopper
les pieds et les mains du malade de sinapismes chauds;
en même tems on combat la diarrhée par des lavemens
amylacés et laudanisés, les vomissemens par une potion opiacée. On a aussi conseillé le lavement suivant:

Eau de riz....................... 1 litre.

Extrait de ratanhia................ 1 gros.

Laudanum de sydenham......... 40 gouttes.

Ether sulfurique.................. 1 once.

Dans certains cas on a vu l'ipécacuanha réussir mer-
veilleusement à amener la réaction.

Lorsque, malgré tout ce qu'on a pu faire, l'asphyxie se prononce de plus en plus, il faut tenter
tous les moyens les plus énergiques pour arracher le
malade à une mort certaine, et on sera très heureux
de gagner quelques instans, qui sont toujours pré-
cieux.

On a employé avantageusement le charbon végétal
en poudre très fine, à la dose d'un demi gros par
heure. Ce moyen fait perdre aux selles leur caractère
cholérique; on administre ce charbon dans quelques
cuillerées d'eau sucrée.

Si la réaction s'opère, qu'il survienne une congestion vers le cerveau, que les symptômes inflammatoires se manifestent et donnent de l'inquiétude, on
fait appliquer mais en petit nombre, des sangsues à
l'épigastre, aux apophyses mastoïdes, on remplace la
glace ou le punch par de la limonade froide et gom-
mée, on continue l'usage de cataplasmes sur toute

l'étendue du ventre, et si la congestion cérébrale augmente c'est le cas d'employer la glace pilée sur la tête.

Quelle que soit la forme que prenne alors la réaction, elle rentre dans le domaine commun de la médecine, et il ne reste qu'à remplir les indications qui se présentent.

En général les émissions sanguines modérées ont produit le meilleur effet quand la réaction s'est établie et on a remarqué qu'il fallait préférer les saignées locales aux saignées générales. M. Broussais assure que l'état comateux qui accompagne et suit la réaction s'est prolongé surtout lorsque les malades ont été soumis à une médication plus ou moins stimulante, et qu'on a employé les préparations opiacées à haute dose. Le traitement du choléra exige des soins continuels, constans, c'est peut-être la maladie qui en exige le plus: parens, amis, gardes-malades, tous doivent redoubler de zèle, de courage et de patience.

AUTOPSIE.

La peau cyanosée pendant la vie, perd après la mort une partie de cette couleur violacée, qui souvent disparaît entièrement.

La raideur cadavérique est très prompte, et la putréfaction ne m'a pas paru survenir plus vîte chez les individus morts du choléra, que chez les autres morts qu'on plaçait à côté d'eux.

3

La maigreur de la face est extrême, et le facies
est peut-être moins hideux que pendant la période
algide.

Les yeux sont desséchés, la sclérotique est parcheminée, ridée.

Le tube digestif présente souvent dans toute sa
longueur des traces inflammatoires, d'autant plus
prononcées que la maladie a duré plus long-tems.
Souvent aussi on ne remarque que quelques traces
d'injection veineuse sur la séreuse intestinale. Dans
presque tous les cas, toute la muqueuse digestive
est ramollie, granulée, couverte d'une matière crêmeuse, grisâtre, qu'on remarque aussi sur la muqueuse de la vessie.

On trouve assez fréquemment des ulcérations plus
ou moins colorées, des perforations d'une partie du
canal intestinal, mais seulement lorsque le malade
a succombé pendant la période de réaction.

Quelquefois on a remarqué la tuméfaction des folli-
cules, des rétrécissemens et des dilatations, quelquefois aussi des invaginations dans la longueur des
intestins, et très fréquemment des vers intestinaux
dans les intestins grêles. L'estomac n'offre pas souvent
d'altération dans sa forme; il est parfois distendu
par des gaz, et contient presque toujours, ainsi que
les intestins, une assez grande quantité de liquide
cholérique. Le péritoine est sec, quelquefois marqué
de taches rouges, souvent injecté. Les ganglions mé-
sentériques, présentent assez ordinairement une aug-
mentation de volume. Le foie est pâle, sans altération

de forme, la vésicule biliaire presque toujours distendue par une bile d'un vert noirâtre et épaisse.

La vessie est petite, contractée, vide, couverte d'une couche de matière crêmeuse analogue à celle des intestins.

Les plèvres sont desséchées, les poumons affaissés d'avant en arrière, injectés en noir, privés d'air, et contenant le plus souvent du sang dans leur partie postérieure.

Le cœur et les gros vaisseaux sont remplis d'un sang noir, caillebotté et présentant la consistance d'une gelée claire.

Le crâne ne présente rien d'extraordinaire : on trouve quelquefois les membranes injectées et la substance cérébrale pointillée.

La moëlle épinière a souvent laissé apercevoir quelques stries sanguines et de la sérosité dans son enveloppe.

Quant au système nerveux ganglionnaire, on n'y trouve réellement pas de traces inflammatoires bien évidentes, sinon au plexus solaire qui prend quelquefois une teinte rougeâtre.

SOINS HYGIÈNIQUES.

1° Faire choix d'une meilleure alimentation, rejeter les viandes salées ou fumées, le poisson salé, les assaisonnemens épicés ; éviter les excès de table.

2° Préférer pour alimens ordinaires, la viande de bœuf, de mouton ; manger peu de légumes (les choux sont fort mauvais)surtout de légumes secs ; éviter de manger du pain chaud, mal levé, mal cuit, de la patisserie.

3° Rejeter les fruits non mûrs, user modérément de ceux qui le sont, et surtout ne pas boire d'eau après en avoir mangé. On a cru devoir conseiller de cesser l'usage du lait, lorsqu'il produit des aigreurs. (M. Broussais.)

4° Eviter la fatigue, les excès, la grande chaleur, l'humidité, surtout aux pieds ; les transitions brusques du chaud au froid et réciproquement.

5° Prendre quelques bains tièdes ; changer plus souvent de linge et de vêtemens ; entretenir sur soi et chez soi la propreté la plus scrupuleuse.

6° Eviter les affections morales, tristes, la vue d'objets effrayans. Quant à la peur qu'inspire le choléra, il suffit de réfléchir un instant pour voir que le nombre des cholériques est bien petit en comparaison de la population, et que l'espoir de n'être pas atteint est un excellent préservatif ; qu'enfin le choléra n'est pas contagieux.

7° Il faut proscrire tous les préservatifs proposés par le charlatanisme ; c'est, a-t-on fort bien dit, un impôt levé sur la crédulité publique. Le camphre excite le système nerveux sans résultat avantageux ; rien ne justifie l'emploi des chlorures autre part que dans les endroits mal-sains ; on doit éviter d'en placer dans les chambres à coucher, à moins qu'il n'y ait encombrement, car il serait plus nuisible qu'utile. M. Derosne a rapporté à l'académie royale de médecine que dans une fabrique de chlore, on a vu mourir 70 ouvriers employés à la préparation de cette substance, sur 178, *Gazette médicale.*

8º Dans le cas où une faiblesse habituelle de santé augmenterait la crainte qu'on peut avoir du choléra, et par simple mesure hygiènique, il serait assez convenable de se couvrir le ventre d'une ceinture en flanelle, à l'imitation des orientaux exposés aux tran sitions de température.

9º Ne pas abuser de l'eau-de-vie, ni des liqueurs alcooliques: on a remarqué beaucoup de cas de choléra produits par l'ivresse ; choisir le vin de bonne qualité, et ne jamais boire de bière aigre.

10º M. Boisseau a réduit à trois mots les conseils qu'on peut donner pour se préserver du choléra: *propreté, sobriété, fermeté.*

CE QU'ON DOIT FAIRE EN ATTENDANT L'ARRIVÉE DU MÉDECIN, EN CAS D'INVASION.

On a observé partout où le choléra a régné, que les chances de succès étaient en rapport avec la promptitude des secours ; il est donc nécessaire d'appeler immédiatement un médecin, quand même il y aurait quelque doute sur la nature de la maladie. Il n'y a pas de tems à perdre, et en attendant l'arrivée du médecin qui peut quelquefois tarder un peu, il faut placer le malade entre deux couvertures de laine, et chercher à rétablir la chaleur en promenant dans tous les sens sur les couvertures des fers à repasser chauds; mettre des serviettes chaudes sur la région du cœur et le ventre. Faire de suite une infusion de

camomille, en donner au malade par petites doses ;
préparer en même tems un lavement d'eau de riz dans
lequel on mettra un peu d'amidon, et le donner de
suite. Si par ces moyens seulement, on parvenait à
rappeler la chaleur chez le malade, il faudrait conti-
nuer à lui administrer pendant quelque tems les
mêmes soins , et si le malade paraissait avoir besoin
de repos , le laisser tranquille entre les couvertures.
Le médecin arrivant prescrira alors ce qui convien-
dra; ces indications ne sont applicables que lorsque
le malade sera atteint subitement , car dans tout autre cas, il dépend de sa volonté d'appeler de suite
son médecin.

On a remarqué que le choléra débutait presque
toujours pendant la nuit, et que beaucoup de personnes indisposées seulement croyaient avoir le choléra parce que presque toutes les affections qui surviennent pendant qu'il exerce son influence, lui em-
pruntent quelques-uns de ses symptômes.

LE CHOLÉRA EST-IL CONTAGIEUX?

Cette question longuement débattue reste encore
pendante ; en effet, dans certaines circonstances le
choléra a permis de croire à sa contagion par la manière dont il se transmettait, mais en cela il ne diffère
pas de beaucoup d'autres maladies qui non contagieu-
ses par elles mêmes se communiquent cependant
dans certaines circonstances.

Il est évident que les vêtemens des cholériques,

que les lits dans lesquels ils couchent sont touchés impunément, que les personnes qui communiquent avec les malades, qui les soignent, les frictionnent sans cesse, n'ont pas compté beaucoup plus de victimes que les personnes qui, sans voir ou toucher un cholérique, en étaient atteintes. Une observation qui paraît militer beaucoup en faveur de la contagion est celle de l'invasion du choléra chez plusieurs individus de la même maison, plusieurs membres de la même famille ; cela prouve tout simplement qu'ils étaient soumis en même tems à l'influence cholérique : car il est arrivé à Paris que le choléra se manifestait chez un individu du troisième étage, qui n'avait eu aucun rapport, n'avait pas même aperçu le cholérique logé au second. Jusqu'à présent l'observation démontre impossible la transmission d'individu à individu, c'est donc une maladie épidémique non contagieuse. Il n'y a ni contagion, ni infection, mais il est plus que probable que certaines émanations produites par les cholériques les entourent et suffisent pour faire contracter le choléra aux personnes soumises à l'influence de ces émanations, surtout lorsqu'elles sont prédisposées par la peur ou par un dérangement du tube digestif. On peut même ajouter qu'il n'est pas besoin de s'approcher d'un cholérique et qu'il suffit que le choléra règne dans le pays pour en être atteint.

Sur trois mille médecins qui se trouvent dans la capitale, deux mille neuf cent cinquante ont été épargnés, cependant ils passaient plus de tems près des cholériques que dans leur domicile et s'exposaient par là plus que personne à la contagion si elle existait.

FORMULES PROPOSÉES.

POTION. . . . Vin de Malaga. . . . . 1 once 1/2
Sirop diacode. . . . . 1 once.

AUTRE. . . . Eau distillée de tilleul. . . . . . . 1 once 1/2
Idem. de menthe. . . . . . Idem.
Sirop de fleurs d'oranger. . . . . . . 1 once.
Laudanum de sydenham. . . . . . 2 gros.

AUTRE. . . . Eau distillée de menthe. . . . . . 8 onces.
Sous-acétate de plomb. . . . . . . 50 gouttes.
Sucre. . . . . 1 once.

AUTRE. . . . Infusion de camomille. . . . . . . 4 onces.
Extrait de jusquiame. . . . . . . 2 grains.

BOISSON. . . . Infusion de camomille. . . . . . . 4 litres.
Acétate d'ammoniaque. . . . . . . 2 onces
Sucre. . . . . 1 livre.

LAVEMENT. . . Décoction de pavots. . . . . 4 onces.
Sulfate d'Alumine. . . . . 1 gros 1/2

LINIMENT. . . Alcool camphré. . . . . 2 onces.
Teinture de cantharides. . . . . . 1 gros 1/2

INVASION DU CHOLÉRA A PARIS
du 25 Mars au 30 Avril.

RAPPORT DES GUÉRISONS AU NOMBRE DES MALADES.

Dans la 1re période. . . . . . 8 guérisons sur. . . . . . 100.
Idem 2e Idem. . . . . 23 Idem. . . . . 100.
Idem 3e Idem. . . . . 33 Idem. . . . . 100.
Dans les 3 périodes. . . . . . 30 Idem. . . . . 100.

RAPPORT DE LA MORTALITÉ AU NOMBRE DES MALADES

Dans la 1re période. . . . . . 48 décès sur. . . . . . . 100.
Idem 2e Idem. . . . . 37 Idem. . . . . 100.
Idem 3e Idem. . . . . 19 Idem. . . . . 100.
Dans les 3 périodes. . . . . . 51 Idem. . . . . 100.

NOTA. Les différences portent sur les transformations du choléra en une autre maladie.

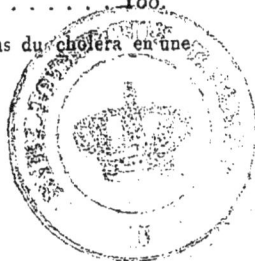

www.ingramcontent.com/pod-product-compliance
Lightning Source LLC
Chambersburg PA
CBHW071433200326
41520CB00014B/3673